S 15 20 72

Dᵣ Joseph NARICH

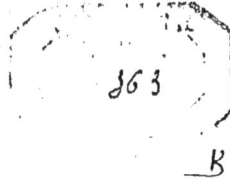

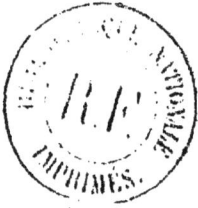

863

ß

Du Phlegmon

Ligneux

MONTPELLIER

G. FIRMIN, MONTANE ET SICARDI

DU

PHLEGMON LIGNEUX

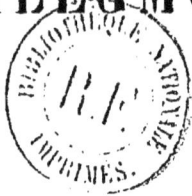

PAR

Joseph NARICH

DOCTEUR EN MÉDECINE

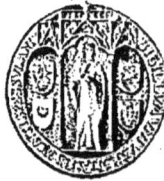

MONTPELLIER
IMPRIMERIE Gustave FIRMIN, MONTANE et SICARDI
Rue Ferdinand-Fabre et Quai du Verdanson
—
1904

PERSONNEL DE LA FACULTÉ

MM. MAIRET (✳) . . . . DOYEN
TRUC . . . . ASSESSEUR

Professeurs

Clinique médicale	MM. GRASSET (✳).
Clinique chirurgicale	TEDENAT.
Clinique obstétric. et gynécol	GRYNFELTT.
— — ch. du cours, M. GUÉRIN.	
Thérapeutique et matière médicale. . . .	HAMELIN (✳)
Clinique médicale	CARRIEU.
Clinique des maladies mentales et nerv.	MAIRET (✳).
Physique médicale.	IMBERT
Botanique et hist. nat. méd.	GRANEL.
Clinique chirurgicale.	FORGUE.
Clinique ophtalmologique.	TRUC.
Chimie médicale et Pharmacie	VILLE.
Physiologie.	HEDON.
Histologie.	VIALLETON.
Pathologie interne.	DECAMP.
Anatomie.	GILIS.
Opérations et appareils	ESTOR.
Microbiologie	RODET.
Médecine légale et toxicologie	SARDA.
Clinique des maladies des enfants	BAUMEL.
Anatomie pathologique.	BOSC
Hygiène.	BERTIN-SANS.

Doyen honoraire : M. VIALLETON.

Professeurs honoraires :

MM. JAUMES, PAULET (O. ✳), E. BERTIN-SANS (✳)
M. H. GOT, *Secrétaire honoraire*

Chargés de Cours complémentaires

Accouchements.	MM. VALLOIS, agrégé libre,
Clinique ann. des mal. syphil. et cutanées	BROUSSE, agrégé.
Clinique annexe des mal. des vieillards. .	RAUZIER, agrégé libre,
Pathologie externe	DE ROUVILLE, agrégé.
Pathologie générale	RAYMOND, agrégé.

Agrégés en exercice

MM. BROUSSE	MM. RAYMOND	MM. ARDIN-DELTEIL
MOITESSIER	VIRES	SOUBEIRAN
DE ROUVILLE	VEDEL	GUERIN
PUECH	JEANBRAU	GAGNIERE
GALAVIELLE	POUJOL	GRYNFELTT ED.

M. IZARD, *secrétaire.*

Examinateurs de la Thèse

MM. TÉDENAT, *président.*	MM. JEANBRAU, *agrégé.*
TRUC, *professeur.*	SOUBEIRAN, *agrégé.*

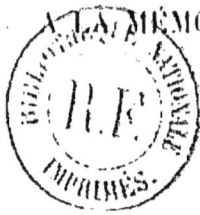

A LA MÉMOIRE DE MON PÈRE

A MA MÈRE

A MA SOEUR

A MON BEAU-FRÈRE

A MA FIANCÉE

J. NARICH

AVANT-PROPOS

J'ai eu en juin 1904, l'occasion d'observer dans le service de M. le professeur Tédénat, suppléé à cette époque par M. le professeur agrégé Soubeyran, un cas de phlegmon ligneux du cou.

M. le professeur Tédénat a également eu l'obligeance de me faire part d'une observation inédite de phlegmon ligneux.

Etant donnée la rareté de cette affection, et le peu d'observations consignées jusqu'ici dans la littérature chirurgicale, j'ai pensé qu'il y aurait un certain intérêt à ajouter ces deux observations à celles déjà connues.

En traitant la question si peu étudiée du *phlegmon ligneux*, je n'ai pas la prétention d'ajouter aucune notion nouvelle. Je voudrais seulement pour les deux cas inédits que je rapporte, offrir à l'étude de cette variété de phlegmon des matériaux plus étendus pour son édification.

J'ai exposé en quelques lignes l'historique du phlegmon ligneux.

Dans un second chapitre j'ai traité la question de l'étiologie, dont certains points m'ont servi pour expliquer en partie la pathogénie de ce phlegmon. Ici, j'ai établi l'influence prépondérante de l'âge, ainsi que quelques causes prédisposantes, retrouvées dans la plupart des observations connues.

Je n'ai rien ajouté à la bactériologie, ainsi qu'à l'anatomie pathologique encore rudimentaires.

La symptomatologie et le diagnostic sont traités séparément. J'ai passé successivement en revue les affections du cou pouvant imposer pour un phlegmon ligneux et tracé les caractères particuliers à chacune d'elles.

Enfin, le traitement figure en dernier lieu.

Mais avant d'aborder cette étude, il me reste un devoir bien agréable à remplir.

Je n'oublierai jamais les encouragements bienveillants que j'ai sans cesse retrouvés auprès de M. le professeur Truc et les conseils judicieux qu'il m'a prodigués pendant les quelques mois où j'eus l'honneur de remplir à la clinique ophtalmologique les fonctions d'externe.

Qu'il me soit permis de remercier tout particulièrement M. le professeur Tédenat qui me fait le grand honneur d'être le président de ma thèse.

M. le professeur agrégé Soubeyran a droit aussi à tous mes remerciements.

DU

PHLEGMON LIGNEUX

HISTORIQUE

Le *phlegmon ligneux* n'a été bien étudié qu'en 1893 par Reclus.

Les observations de Dupuytren (1833), d'Avena (1842), de Uhde (1854), quoique rapportant toutes la notion d'induration prononcée, ne sont pas suffisamment démonstratives.

En 1858, Le Dentu, dans son Traité de chirurgie, lui donne le nom de *phlegmon chronique*.

Mais c'est Reclus qui, en 1893, dans ses cliniques de la Pitié, distingua cette affection des autres formes de phlegmon du cou. Il lui donna le nom qu'elle porte aujourd'hui : *phlegmon ligneux du cou.* Il l'étudia successivement dans la *Gazette des Hôpitaux*, dans la *Revue de Chirurgie* et devant la Société de Chirurgie.

La thèse de Batsère, parue en 1895, consignait cinq observations recueillies dans le service de Reclus.

Ce n'est qu'en 1898, dans les observations qu'Orloff et Kousnetsoff ont publiées, que l'on trouve les premiers examens bactériologiques.

Plus tard Kraüse (1899) cite deux cas, accompagnés d'une étude bactériologique très sérieuse.

Reclus cependant pratiqua, avant Orloff et Kousnetsoff et Kraüse, des ensemencements sur gélatine et agar agar avec le pus d'un de ses malades. L'examen démontra la présence de quelques rares diplocoques difficilement colorables mais qui n'avaient aucunement l'aspect des microbes de la suppuration.

En 1901, la thèse de Marsoo vient ajouter une nouvelle observation de phlegmon ligneux du cou. Et Kouyoumdjian, dans sa thèse inaugurale, rapporte en 1903, deux observations prises dans le service de M. le professeur Duplay.

L'étude anatomo-pathologique du phlegmon ligneux est faite pour la première fois en 1900 par Van Stockum de Rotterdam.

Enfin MM. Soubeyran et Riche présentent, le 25 mars 1901, à la Société des sciences médicales de Montpellier, un nouveau cas de phlegmon ligneux du cou, recueilli dans le service de M. le professeur Tédenat, et qui fait l'objet de notre observation inédite.

ETIOLOGIE

L'étiologie du phlegmon ligneux est pleine d'obscurité, résultant de la minime quantité d'observations que la science possède encore.

M. Reclus incrimine la vieillesse, la misère physiologique, l'alcoolisme. Ces causes prédisposantes ne suffisent cependant pas pour l'éclosion de la maladie. Il faut un élément de plus, l'infection. Sur les seize observations que nous avons pu rassembler nous notons seulement deux alcooliques, le malade de M. Reclus (observ. IV) et le nôtre (observ. II).

Il est plus fréquent chez l'homme que chez la femme. Sur nos seize malades nous relevons treize hommes et seulement trois femmes.

Le côté droit du cou est plus souvent atteint que le côté gauche.

La misère physiologique et l'âge sont des facteurs prédisposants importants. Les observations que nous présentons plus loin démontrent bien que le phlegmon ligneux frappe l'adulte de préférence après la trentième année et surtout pendant la vieillesse. Le cas d'Orloff (observ. XI) et celui de Krause (observ. XIV) ont cependant trait le premier à une jeune fille de 11 ans, le second à un adolescent de 18 ans.

L'enfance en est épargnée.

La cause déterminante n'est pas toujours facile à découvrir ; dans certains cas, la porte d'entrée de l'infection a pu être constatée, dans d'autres elle est restée introuvable.

Kousnetsoff considère l'angine antérieure de son malade comme ayant ouvert la voie par laquelle les germes ont pénétré. Le cas de Kraüse dénote bien (observ. XIV) que le phlegmon ligneux de l'abdomen a été consécutif à la plaie, nécessitée pour la cure opératoire de la hernie inguinale dont son malade était porteur, et qui suppura.

Mais une cause fréquemment rencontrée est la carie dentaire, suivie d'abcès alvéolo-dentaire, voire même de sinusite du maxillaire.

Enfin quelle que soit la porte d'entrée des microbes, le fait important est que la virulence de ceux-ci est toujours notablement atténuée dans la variété de phlegmon que nous étudions.

SYMPTOMATOLOGIE

Le début est ordinairement lent et insidieux. Chez notre malade, la tuméfaction apparut sans douleur, sans gêne notable. Elle a augmenté peu à peu de volume pour occuper bientôt depuis le bord antérieur du sterno-mastoïdien du côté droit jusqu'à la ligne médiane du cou.

Ailleurs, le début de la maladie se déclare brusquement, témoin la malade de Kraüse qui, s'étant couchée bien portante, se lève dans la nuit en proie à une dypsnée intense ; le malade de Marsoo. dont nous rapportons plus loin l'observation, en a été atteint brusquement, à la suite d'un mouvement violent du cou. Mais en général, le phlegmon ligneux a une allure lente, sans phénomènes généraux appréciables.

Souvent le processus infectieux débute dans un ganglion superficiel ou profond, pour gagner bientôt les tissus avoisinants

Les symptômes fonctionnels accusés sont peu nets. La douleur est quelquefois notée ; la pression ainsi que les mouvements l'augmentent : elle est tantôt précoce, s'établissant avant la plaque d'induration, tantôt tardive et cessant avec l'apparition de celle-ci.

La voix est parfois rauque ; la déglutition, difficile, tolère plus commodément le passage des aliments liquides.

Les troubles généraux se bornent à quelques frissons, rarement à de la fièvre, et dans un cas on releva du délire.

Dans une observation inédite de Schwartz, dont parle Marsoo dans sa thèse, les règles de la malade disparurent pour ne revenir qu'après la guérison complète.

Kraüse nota des mictions fréquentes mais indolores chez son malade, porteur d'un phlegmon ligneux des parois abdominales. Bien que Marsoo considère la céphalalgie comme existant dans presque tous les cas, nous n'avons pu la trouver que dans la moitié des observations que nous rapportons. C'est donc un signe fréquent, mais non constant.

Les symptômes physiques sont plus apparents. L'attitude vicieuse de la tête varie avec la région indurée; elle est fléchie en avant si la tumeur couvre la région antérieure du cou; elle est portée latéralement et du côté malade, si la tuméfaction occupe la face latérale du cou.

Les dimensions de la plaque sont très variables. Parfois discrète elle acquiert souvent une surface fort étendue, intéressant la majeure partie du cou, empiétant même sur le thorax.

Chez notre malade la peau était rouge et enflammée depuis le fer à cheval du maxillaire inférieur jusqu'à deux travers de doigt au-dessus de la fourchette sternale.

La région malade n'est pas au même niveau que les tissus sains; elle est uniformément surélevée; ses bords sont visibles et présentent aux confins de la tuméfaction un bourrelet net, séparant les tissus sains des tissus malades.

La température locale est peu augmentée.

La consistance de la plaque est remarquablement dure. L'appellation que Reclus a donnée à ce phlegmon, phlegmon ligneux, dénote bien la dureté de bois qui lui est particulière.

La durée de la maladie peut varier entre un mois et un an.

La moyenne des 16 observations que nous citons est d'environ cinq mois.

Il peut suivre deux marches bien différentes. Ou bien, et plus fréquemment, des abcès de petite dimension se forment, deviennent fluctuants et s'ouvrent çà et là sur la plaque indurée, ou bien, mais rarement, celle-ci se tuméfie, sa consistance ligneuse disparaît progressivement, son champ se rétrécit sans la moindre formation de foyer purulent.

Le pronostic est relativement bénin. Il faut pourtant se rappeler que la maladie n'a pas de durée bien limitée, que l'induration s'éternise souvent, que les abcès se succèdent et que la virulence des éléments infectieux peut renaître au moment où la plaque indurée se trouve en pleine voie de guérison. Notons cependant le malade de Reclus qui fut emporté quasi subitement par l'œdème glottique. Marsoo rapporte dans sa thèse un cas de phlegmon ligneux observé par Schwartz, et guéri depuis trois mois, sur lequel se greffa un épithélioma qui emporta le malade.

PATHOGÉNIE, BACTÉRIOLOGIE ET ANATOMIE PATHOLOGIQUE

Pour comprendre le trajet que les microorganismes suivent avant d'arriver jusqu'aux plans du cou, il est indispensable de connaître les lymphatiques et les ganglions de cette région.

Sappey en distingue cinq groupes, savoir : les ganglions sous-occipitaux, mastoïdiens, parotidiens, sous-maxillaires et sus-hyoïdiens.

Les ganglions sous-occipitaux, peu nombreux, superficiels, sont situés au-dessus du grand complexus. Les mastoïdiens recouvrent la face externe de l'apophyse mastoïde ; les parotidiens occupent l'épaisseur même de la glande : le ganglion préauriculaire s'engorge dans les affections des paupières, de la conjonctive, des voies lacrymales. Les ganglions sous-maxillaires sont superficiels ; ils sont recouverts par la peau et le peaucier.

On note encore les ganglions sus-hyoïdiens éparpillés sur la face inférieure du muscle mylo-hyoïdien.

Les lymphatiques du pharynx, de la cavité buccale, du larynx, de l'œsophage, du voile du palais, se rendent à ces ganglions.

Le phlegmon ligneux intéressant la région cervicale débute parfois d'emblée par les ganglions lymphatiques, témoin un cas de Reclus et le deuxième malade de Kouyoumdjian.

La seconde voie de pénétration est constituée par les vaisseaux sanguins compris dans les solutions de continuité du cuir chevelu, de la cavité buccale, etc.

Enfin, le canal de Warthon s'ouvrant dans la bouche, offre aux microbes nombreux de cette cavité une autre voie d'émigration.

Le leptothrix buccalis y a été souvent trouvé par Kœnig.

On admet généralement que tous les microbes ordinairement ou accidentellement pyogènes sont susceptibles d'occasionner le phlegmon ligneux.

Dans cette variété de phlegmon, la phagocytose est à peine esquissée et pour deux raisons : 1° parce que les microbes sont en petite quantité ; 2° parce que leur virulence est considérablement atténuée.

En effet, les quelques examens bactériologiques pratiqués jusqu'ici n'ont décelé que fort peu de cocci. Reclus ensemence 2 cc. de sérosité sur bouillon et n'obtient qu'une bien maigre culture.

Kousnetsoff rencontre quelques rares streptocoques tandis qu'Orloff et Kraüse retrouvent des cocci, analogues à ceux de Reclus.

Or, il est de notion courante que l'atténuation de la virulence microbienne diminue la suppuration.

Van Stockum prétend que le bacille pseudo-diphtérique, rencontré chez son malade, et relaté dans une observation de Reclus, existe constamment dans le phlegmon ligneux. Cependant les cultures et les examens bactériologiques extemporanés des 3 cas de Reclus, de ceux d'Orloff et Kousnetsoff en étaient totalement dépourvus.

L'étude anatomo-pathologique du phlegmon ligneux est encore rudimentaire. Les données macroscopiques

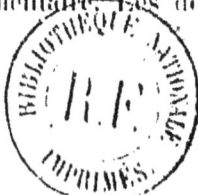

montrent la tuméfaction fort bien délimitée, à bords nettement tranchés, remarquablement dure.

Marson admet que la disposition particulière des plans
aponévrotiques du cou facilite l'éclosion de cette variété
de phlegmon. Nous n'oublierons cependant pas que
Kraüse rapporte un phlegmon ligneux de la paroi abdominale et Van Stockum un autre de la région inguinale.

Marion a vu, dit-il, un phlegmon ligneux des doigts.

Van Stockum trouve une prolifération excessive des
fibres conjonctives parmi lesquelles il remarque des faisceaux de fibres musculaires en dégénérescence hyaline.
« Les vaisseaux sanguins ont une paroi épaisse et une
multiplication de leur endothélium. »

Enfin, par endroits, des cellules conjonctives hyper-
trophiées analogues à des cellules sarcomateuses.

DIAGNOSTIC

Le diagnostic du phlegmon ligneux peut être confondu avec un certain nombre d'affections intéressant souvent le cou.

En premier lieu les *adénopathies cancéreuses secondaires* sont constituées au début par des ganglions engorgés, distincts, qui se réunissent bientôt pour acquérir une certaine consistance. L'inspection de la muqueuse buccale, du pharynx, des amygdales, l'exploration du larynx, de l'oreille, de l'œsophage, en fixant le point de départ du néoplasme, permettent le diagnostic.

Le *sarcome de la peau* peut à cause de sa consistance être pris pour un phlegmon ligneux. Ici l'examen anatomo-pathologique est utile car il montre les éléments globo-cellulaires et fuso-cellulaires caractéristiques. Quoique ces cellules puissent se rencontrer dans le phlegmon ligneux du cou, la quantité énorme d'éléments conjonctifs surajontés éliminent le sarcome de la peau.

Le *sarcome ganglionnaire primitif* débute lentement, intéresse des ganglions restant isolés les uns des autres. Il n'acquiert pas la dureté ligneuse caractéristique du phlegmon que nous étudions. Le sarcome ganglionnaire est souvent bilatéral.

Les *gommes syphilitiques*, par leurs dimensions restreintes, ne dépassant guère le volume d'une noix, parles

antécédents du malade, par le traitement anti-syphilitique,
servent à éclairer la nature de la lésion.

Le *squirrhe en cuirasse* peut par son aspect imposer
pour le phlegmon ligneux. Mais son début est plus lent.
Il se manifeste par des nodosités dures, mobiles, d'abord
séparées les unes des autres, pour se réunir bientôt,
adhérer à la peau et acquérir une dureté pouvant être
confondue avec celle du phlegmon ligneux. Cependant
son évolution, l'état général du patient, son teint jaune-
paille suffiront pour écarter l'idée de phlegmon ligneux
qui n'a pas de retentissement sur la santé générale.

Le *lymphadénome* débute aussi dans les ganglions du
cou qui ne tardent pas à se réunir pour constituer la
tumeur. Il se complique fréquemment d'albuminurie,
d'érysipèle et emporte le malade dans un bref délai. Si la
tumeur est dure, elle n'offre pas cette consistance
ligneuse.

La *gomme tuberculeuse* est tout d'abord une tumeur
hypodermique dure, mobile, adhérant sous peu aux
tissus environnants. La peau sus-jacente rougit, se
ramollit, la tumeur s'ouvre au dehors. Le pus en est
caractéristique et bien plus abondant que celui émis par
un abcès siégeant sur la plaque phlegmoneuse. Les bords
du cratère sont décollés, amincis. La gomme tuberculeuse n'a pas la consistance ligneuse.

L'*actinomycose* est une inflammation chronique de la
peau due à l'actinomycès ; elle est indolore et se développe
lentement. Elle ne tarde pas à former des nodosités qui
se ramollissent, évacuant au dehors un pus mal lié, où
l'on reconnaît aisément les grains jaunes caractéristiques
de cette maladie. L'examen microscopique découvrant
l'actinomycès, établit le diagnostic.

Enfin la *sclérodermie circonscrite* s'accompagne d'autres

troubles trophiques, tels que la chute des poils, la suppres-
sion de la sueur. Elle est, dit Marson, entourée d'un
liseré couleur lilas.

En un mot, le début lent et insidieux, la délimitation
parfaite de la tuméfaction, son évolution, sa consistance
ligneuse, les abcès peu volumineux et multiples, le pus
rare qui s'en écoule, contribuent puissamment à établir
le diagnostic de phlegmon ligneux.

TRAITEMENT

Lorsqu'il est peu étendu, le phlegmon ligneux est justiciable de pansements humides fréquemment renouvelés.

Si la tuméfaction gagne en étendue, c'est aux incisions nombreuses, larges, dépassant en profondeur la couche des tissus lardacés qu'il faut avoir recours. On les pratique tantôt au moyen du bistouri, tantôt avec la pointe fine du thermocautère; celle-ci entraîne parfois des cicatrices nombreuses, prononcées, disgracieuses, gênant les mouvements du cou.

Il est bon également de pratiquer un drainage soigneux au moyen de drains en caoutchouc, sillonnant la profondeur de la plaque indurée, dans ses principales directions.

Les abcès formés successivement seront ouverts et évacués de leur contenu aussitôt après leur apparition. Les irrigations antiseptiques sont avantageuses.

Le sérum de Roux, en injection hypodermique (50 cc.), a été employé avec succès, dans les cas où le bacille pseudo-diphtérique a été trouvé.

L'examen bactériologique indiquant l'emploi du sérum anti-diphtérique, ne doit jamais être négligé.

Observation Première

Due à l'obligeance de M. le professeur Tédenat.

Phlegmon chronique occupant la région sous-claviculaire et la moitié droite du cou. Deux petits abcès. Résolution lente.

Zoé G..., 26 ans, lymphatique, réglée à 16 ans régulièrement. Il y a 10 mois, accouchement à terme.

Elle a nourri son enfant malgré quelques érosions au mamelon. Il y a 5 mois, abcès sus-aréolaire droit avec gonflement remontant jusqu'au dessus de la clavicule; ganglions sus-claviculaires tuméfiés, à tel degré que le docteur Cambassédès craignit pendant deux ou trois jours qu'ils ne suppurassent.

Peu à peu induration de toute la moitié droite du cou depuis la région sous-maxillaire jusqu'à la région mammaire. Quand le docteur Cambassédès montra la malade à M. Tédenat (3 août 1892) toute la région était tendue, lisse, avec plaques rosées. Peu de douleurs, sauf quand la malade voulait tourner la tête dont les mouvements étaient forts gênés. On trouvait plusieurs ganglions indurés dans la région sous-claviculaire, à la partie moyenne de la surface fluctuante, de 3 centimètres de diamètre. M. Tédenat l'incise et évacue environ deux cuillerées à dessert de pus séreux. Huit jours après, le docteur Cambassédès évacue un abcès semblable, à la partie inféro externe. Peu à peu sous l'influence de grands enveloppements humides l'induration se résorba. Ces deux fistules durèrent une douzaine de jours ; la guérison ne fut complète qu'au milieu d'octobre. Le phlegmon large et ligneux avait eu une évolution fort lente (8 mois).

OBSERVATION II

(Service du professeur Tédenat. — Due à l'obligeance de M. le professeur agrégé Soubeyran.)

B... Aug..., 35 ans, cultivateur à Fabrègues, entre le 1 juin 1903, dans la salle Bouisson, n° 16, dans le service de M. le professeur Tédenat.

C'est un sujet très robuste, grand fumeur et ayant des habitudes éthyliques. Il y a trois mois, sans aucun traumatisme ni plaie (apparente) du côté de la peau ou de la muqueuse bucco-pharyngée, survint une petite tumeur du volume d'une noix, sur le bord antérieur du sterno-mastoïdien droit, au niveau de l'os hyoïde ; cette tumeur, indolore mais gênant un peu la déglutition, se serait vidée, au dire du malade, par la bouche (crachement de sang et de pus), mais elle se reforma aussitôt et devint un peu plus grosse qu'auparavant, sans douleur, ni fièvre, ni gêne notable ; peu à peu cependant elle augmente de volume, et, d'une façon insidieuse, gagne la ligne médiane, la dépasse, occupant la région antéro-latérale du cou dans son ensemble.

Depuis quatre jours, une légère poussée aiguë est survenue, des douleurs sont apparues, la déglutition, la parole sont fort gênées. Enfin, la nuit qui a précédé l'entrée du malade à l'hôpital, une perforation médiane s'est faite, laissant s'écouler un peu de pus.

Le malade garde un état général excellent, pas de fièvre ; il a continué à vaquer à ses occupations.

Examen clinique. — La région antéro-latérale du cou est tuméfiée d'une façon absolument symétrique. La peau est rouge et enflammée depuis le fer à cheval du maxillaire inférieur jusqu'à deux travers de doigt au-dessous de la fourchette sternale. Au niveau du cartilage thyroïde et sur la ligne médiane, il existe une ulcération large comme une pièce de 1 franc. La région est le siège d'une induration ligneuse, uniforme, sous forme d'un plastron rigide, sans bosselures, dont les limites sont :

En bas, le sternum et les clavicules ;

En haut, le maxillaire inférieur ;

Latéralement, les deux muscles sterno-mastoïdiens.

La bouche présente quelques dents cariées ; la tête est immobile comme figée.

On fait aussitôt une incision médiane, sans anesthésie, allant du menton jusqu'au sternum ; il ne s'écoule presque pas de pus, les tissus sont grisâtres, en voie de sphacèle. Pansement humide.

Le malade est fort soulagé les jours suivants, mais l'induration est lente à se résoudre.

Le malade sort le 30 juin, presque complètement cicatrisé, mais avec un peu d'induration sur la partie médiane du cou.

Observation III

(Reclus. — Résumée)

Il y a 11 ans, le malade vit paraître dans la région sus-claviculaire gauche un premier ganglion ; il y a 1 ans, un second rétro-maxillaire du même côté. Au niveau de ce dernier apparut, le 10 mai 1893, une tuméfaction avec chaleur locale et céphalée. Ce gonflement présente une remarquable dureté. Les mouvements de rotation et de latéralité de la tête ne tardent pas à se limiter après quelques jours. La déglutition n'est pas gênée. La région malade est indolore. Au bout d'un mois, la tuméfaction gagnant tous les jours de volume, le malade entre à l'hôpital. Au niveau de la région intéressée on remarque une plaque d'une dureté ligneuse. En aucun point on ne rencontre de la fluctuation.

Le 20 juin, la fluctuation est certaine. La collection purulente est évacuée par une incision. Du pus est prélevé pour l'examen bactériologique. Trois jours après un nouveau foyer se dessine à côté du premier. Pendant un mois de petits abcès successifs ne cessent de se former. Ils sont ponctionnés au bistouri ou au thermocautère ; il s'écoule fort peu de pus mélangé à du sang. En mars 1901, on pratique une profonde incision au thermocautère allant de l'insertion du sterno-cléido-mastoïdien à l'apophyse mastoïde et descendant parallèlement de 8 centimètres. On cure. Le malade est guéri deux mois après.

Observation IV

(Reclus. — Résumée)

Homme d'une quarantaine d'années, entre à l'hôpital Broussais, pour un gonflement du cou. La région antérieure de l'os hyoïde, du sternum et du muscle mastoïdien droit au muscle mastoïdien gauche est occupée par une peau épaissie, rouge, indolore, d'une dureté ligneuse. Les mouvements du cou sont impossibles. Ni frisson, ni fièvre ; misère physiologique marquée. La rougeur date déjà de trois semaines. Au bout de quinze jours les téguments devinrent œdémateux : plusieurs foyers de suppuration apparurent qui furent ouverts et notre homme finit par guérir lentement

Observation V

(Reclus. — Résumée)

Homme de 50 ans, miné par l'alcoolisme et la misère, entré à l'hôpital pour une tuméfaction située dans la région cervicale. La plaque, rouge, indurée, envahit la moitié gauche du cou et forme une saillie à bords surélevés. L'idée d'une tumeur maligne vint alors. La palpation la plus minutieuse ne permit de reconnaître aucun point œdémateux, aucune partie fluctuante. La dureté semblable à celle du squirrhe est partout la même. La respiration était difficile. A 5 heures du soir, le jour même de son entrée à l'hôpital, des phénomènes asphyxiques survinrent et le malade mourut subitement à 8 heures, d'œdème de la glotte. L'autopsie n'a pas été pratiquée.

Observation VI

(Reclus. — Résumée)

Homme de 80 ans environ. M. Reclus est appelé pour un gonflement indolore sus-claviculaire. La tuméfaction, dure, d'un rouge vineux, d'une résistance de bois, est limitée en arrière par le bord antérieur du trapèze, en avant par la ligne médiane, en haut par la région sous-maxillaire. Le gonflement se termine par des bords saillants. Le mal s'est développé insidieusement, lentement, occasionne de la gêne. Vers la cinquième semaine apparaît un point œdémateux, puis fluctuant On fait une incision de 5 centimètres au thermocautère. Guérison.

Observation VII

(Batsère. — Résumée)

Le 30 octobre 1891, H..., employé d'octroi, vient consulter M. Reclus pour un gonflement du cou. Le cou est volumineux à sa partie antérieure. La tuméfaction est nettement limitée à la région sous-hyoïdienne. Pas de coloration spéciale de la peau, sauf un point rosé au milieu de la tuméfaction. En haut, elle va jusqu'au cartilage thyroïde; en bas, jusqu'au sternum, la clavicule du côté droit et semble plonger dans le thorax. Latéralement, elle va de part et d'autre jusqu'au muscle sterno-mastoïdien. Sa consistance est la même partout. Dureté ligneuse. La peau glisse sur la tumeur, sauf à sa partie centrale. Le cylindre laryngo-trachéal se meut pendant la déglutition. Ni douleur ni chaleur. La température ne dépasse pas 37°. Pas d'antécédents héréditaires notables. Fièvres palustres à 15 ans. Blennorragie suivie d'orchite à 31 ans. Le début de l'affection remonte à quatre mois. Il eut de la difficulté en avalant; sa voix se voilait parfois, pour reprendre son ton normal quelques heures après. Le gonflement apparut progressivement sans fracas.

Le 4 novembre. — Incision de 4 centimètres donne issue à du pus. L'œdème a disparu, mais la tumeur continue à offrir la même dureté qu'auparavant.

Le 14. — Nouveau petit abcès à gauche de la ligne médiane. Nouvelle incision. L'induration persiste.

Le 23. — Abcès à droite. Incision.

Le 31. — Nouvel abcès. On incise de nouveau.

Le 9 janvier. — Les points incisés restent fistuleux. Le malade quitte le service.

Le 26. — Depuis la sortie deux nouveaux abcès se sont ouverts.

Le 30. — L'examen laryngologique, pratiqué par le docteur Luc, ne révèle rien d'anormal.

Le 8 février. — On fait au malade sur le flanc une injection de sérum antidiphtérique de 20 grammes. Le soir même il ne ressent plus les douleurs dont il se plaignait depuis longtemps. Le lendemain nouvelle injection de 10 cc. Le 10 février on répète l'injection de sérum.

Le 15. — Le malade va de mieux en mieux, l'appétit est meilleur. Les sternomastoïdiens se dégagent.

Le 8 mars. — Le malade quitte l'hôpital dans un état très satisfaisant. La maladie avait duré plus de six mois. A l'examen microscopique du pus, on rencontre quelques rares bacilles courts, colorés facilement par le bleu de Loëffler ou le bleu de Roux ; ils se colorent également par le Gram, mais avec une certaine difficulté. L'expérimentation chez les animaux a été négative. On serait en présence du bacille pseudo-diphtérique.

Observation VIII

(Marson. — Résumée)

P. Edouard, 25 ans, contre-maître dans une fabrique de fer. Rien de spécial dans ses antécédents héréditaires. Antécédents personnels : fièvre typhoïde à 14 ans.

A la suite d'un mouvement brusque du bras droit, vers la fin d'avril, il éprouva une douleur intense avec craquements, dans la partie droite du cou. Presque aussitôt après, sa tête était tournée en haut et à gauche. Les mouvements, possibles d'abord, deviennent impossibles au dixième jour. Douleur. Quelques jours après, le malade découvre à sa région rétro-mastoïdienne droite, une plaque indurée de la dimension d'une pièce de cinq francs. Insomnie, anorexie, céphalée. Vers le 6 mai, 15 jours après le début de la maladie, la plaque d'induration grandit subitement, gagne en bas la clavicule, en avant la ligne médiane, en arrière toute la nuque. La teinte en est rouge vineuse et un bourrelet circonscrit nettement les limites du mal. La mastication, la déglutition et la phonation sont normales. Vers le 10 mai, le malade découvre sur cette surface lisse et dure trois légères bosselures superposées et séparées par des dépressions. Les douleurs cessent. Le 15 juin, le malade va consulter à Saint-Antoine où l'on pratique une incision de 3 centimètres au-dessus de la partie moyenne de la clavicule qui ne donne issue qu'à du sang.

Le 22 juin, le patient vient consulter M. Reclus à Laënnec. A la palpation on constate une dureté ligneuse de toute la région. La pression du doigt ne modifie pas la coloration des tissus. La peau n'est pas mobilisable sur les plans profonds. Les bords limitant la plaque indurée sont manifestes.

Le 11 juillet, les mouvements de la tête deviennent possibles, mais les parties indurées conservent leur consistance primitive.

Le 22 juillet, l'attitude vicieuse a complètement disparu et les mouvements de la tête sont complètement libres.

Le 8 août, la guérison est obtenue parfaite.

Au point de vue bactériologique, on rencontre quelques rares colonies de staphylocoque doré.

OBSERVATION IX

(Kraûse. — Résumée)

Femme de 35 ans. La malade a remarqué, il y a quelque temps, une petite grosseur indolore sous le menton. Ni frisson, ni fièvre. Dans la nuit du 4 au 5 décembre, elle fut prise de dyspnée et vomit. Rien à l'examen laryngoscopique. Apyrexie, pouls à 26. Elle souffre en avalant : les aliments solides ne passent pas, l'ingestion des liquides est difficile. La tumeur du cou s'étend en bas jusqu'au bord postérieur du sternum et la face supérieure de la clavicule droite ; en haut elle atteint le bord inférieur du maxillaire inférieur ; elle est dure et ressemble à une cuirasse. Les bords en sont surélevés et se séparent nettement de la peau saine avoisinante. On ne trouve pas de fluctuation. Les mouvements de la tête sont un peu gênés. Rien au pharynx. Au bout de quelques jours, abcès au-dessus du sternum incisé. Le lendemain le malade va mieux. Le 15 janvier, la cicatrisation était complète. Du côté droit du cou, la tuméfaction disparut lentement après bien des jours. Le pus fut cultivé sur agar-agar et gélatine : résultats négatifs.

OBSERVATION X

(Kousnetsoff. — Résumée)

Le malade est un vieillard de 67 ans, qui à la suite d'une angine vit se développer sur le côté droit du cou une tumeur de consistance ligneuse. Au bout de plusieurs semaines certains points de la tuméfaction devinrent fluctuants et donnèrent issue à du sang mêlé à quelques grumeaux de pus. L'examen microscopique découvre quelques rares streptocoques.

Observation XI

(Orloff. — Résumée)

Jeune fille de 14 ans, présentant une tuméfaction dure sur toute une moitié du cou ayant débuté derrière l'oreille en janvier 1897. Malgré l'emploi de l'iodure de potassium, la tumeur continue à augmenter; elle s'ulcère en octobre et donne un pus dépourvu de toute granulation.

Traitement par incision et excision; les tissus paraissent blanchâtres au niveau de la plaie. Cicatrisation et guérison rapide. Au microscope on trouve une prolifération du tissu conjonctif à la périphérie du morceau excisé; le centre en paraît un peu nécrosé. Au point de vue bactériologique, quelques cocci.

Observation XII

(Orloff.— Résumée)

Homme de 50 ans, qui 18 ans auparavant avait présenté au niveau des épaules des ulcérations dont la nature n'a pu être déterminée et qui mirent trois ans à se cicatriser. Début de la tuméfaction remonte à deux ans; accroissement lent et indolore. Trois mois avant l'entrée à la clinique, le malade eut au niveau de l'insertion inférieure du sterno-cléido-mastoïdien droit un abcès

qu'on ouvrit et duquel s'écoula une grande quantité de
pus. Ultérieurement accroissement rapide de la tumeur
allant même jusqu'à causer quelques difficultés à la
déglutition. Actuellement la tumeur occupe presque
toute la moitié gauche du cou, s'étendant en hauteur
depuis la clavicule jusqu'à une ligne horizontale passant
par le lobule de l'oreille, et en largeur depuis les apophyses
épineuses cervicales jusqu'au delà de la ligne médiane en
avant. Très dure vers le centre, plus molle à la périphérie.
Une fistule marque la place de l'ancien abcès ouvert et
sécrète un liquide purulent. Au microscope quelques
cocci ; pas d'actinomycès. Incision, cautérisation, iode à
l'intérieur. L'accroissement de la tumeur est complètement
enrayé.

OBSERVATION XIII

(Konyoumdjian. — Résumée)

L. E...., 27 ans, opticien, entre le 7 avril 1902, salle
Landry, dans le service de M. Marion, pour une tuméfaction du cou.

Antécédents héréditaires. — Rien de spécial.

Antécédents personnels. — Rougeole à 4 ans. A 5 ans,
dartres étendus. Pas de syphilis.

A la fin du mois de février 1902, névralgies dentaires.
Il se fait extraire la première grosse molaire inférieure
droite, cariée. Une tuméfaction, localisée d'abord à la
région maxillaire sous la dent malade, s'était peu à peu
étendue. Cette petite masse est dure, indolente, adhérente
aux plans profonds ; elle s'accroît lentement. Les mou-

vements du cou sont gênés. Pas de dysphagie, pas de dyspnée.

Le cou et le côté droit de la face sont énormément tuméfiés. La région parotidienne repousse en haut le lobule de l'oreille ; la saillie de la pomme d'Adam n'est plus apparente. Pas de plaie du cuir chevelu. Le bord postérieur de la tuméfaction se rapproche de la ligne des apophyses épineuses, le bord antérieur gagne la ligne médiane du cou. Le bord inférieur confondu avec la clavicule ; le bord supérieur arrivant à la conque passe par l'axe transversal de l'œil droit.

L'inspection de la bouche montre la dépression alvéolaire de la dent extraite, pas tout à fait cicatrisée. Dernière molaire supérieure droite cariée, une molaire supérieure gauche cariée. La muqueuse est normale sur les lèvres, la joue, la langue, les amygdales et le pharynx. Conduit-auditif et narines normales.

A la palpation, on reconnaît à ce plastron des limites bien nettes ; il est consistant, dur, non élastique. La peau paraît épaisse, peu mobile et très tendue. Œdème de la paupière inférieure. Parfois, quelques douleurs irradiées dans le membre droit. Le 10 avril 1902 on pratique, après anesthésie chloroformique, des incisions nombreuses et profondes. Il s'écoule de la sérosité sanguinolente.

La tuméfaction augmente ; elle descend vers l'épaule droite. Les côtés gauches de la face et du cou sont également pris. Les parties tuméfiées sont dures. La respiration est gênée, le malade délire ; il a de la fièvre, sa teinte est subictérique.

Le 20 mai 1902, la tuméfaction est réduite à la moitié du volume qu'elle occupait le 9.

L'état général est très bon, mais il ne peut se servir de son bras droit.

Le 15 juin, il ne coule plus rien. Le gonflement n'existe que du côté droit, sous une très petite surface.

Le 7 juillet, on trouve de nouveau la face et le cou tout entiers tuméfiés. Dysphagie, dyspnée, délire, fièvre. Le malade meurt le même jour asphyxié.

Observation XIV

(Kouyoumdjian. — Résumée)

F.. , 11 ans, infirmier, entre, salle Landry, le 2 avril 1902, pour une tuméfaction du cou survenue en quelques jours, avec peu de douleur.

Antécédents héréditaires. — Rien de spécial.

Antécédents personnels. — A 25 ans, exostose du tibia non spécifique qui disparaît sans traitement. A 40 ans, sinusite suppurée du maxillaire supérieur du côté droit. Le malade est trépané après extraction simultanée de quatorze dents.

Début. — Il y a quinze jours, le patient prit froid, dit-il. Le lendemain, il a le côté droit du cou tuméfié et douloureux. La tuméfaction commence en haut à la pointe de l'apophyse mastoïde, se termine en avant au niveau de la partie moyenne du cartilage thyroïde, dirigée obliquement en bas et en dedans pour atteindre la région claviculaire ; en arrière, elle touche le bord antérieur du trapèze.

Muqueuses buccale et nasale saines, pharynx normal. Les limites de la tuméfaction sont très nettes ; la consistance est très dure, résistante et homogène ; pas de points de fluctuation. Les douleurs des premiers jours sont calmées. Gêne dans les mouvements de la tête. La palpation est fort peu douloureuse.

Traitement. — Pansement humide.

Le 20 juin, le malade est entièrement guéri.

OBSERVATION XV

(Krause. — Résumée)

Jeune homme de 18 ans, entre à l'hôpital le 21 février 1898. Six semaines auparavant, il a remarqué à son bas-ventre une petite tumeur qui se développa sans fièvre ni frisson. Sur la région antérieure de l'abdomen, on remarqua une tumeur qui va de l'ombilic à la symphyse, limitée à gauche par une ligne qui joindrait l'ombilic à l'épine iliaque antéro-supérieure, à droite par le bord externe du muscle grand droit, en bas et à droite elle atteint le ligament de Poupart. La tumeur est dure comme une planche, immobile, indolore, adhérente aux plans sous jacents. Au bout de quelques jours un abcès se développe près de l'ombilic donnant issue à une très petite quantité de pus. On y trouve quelques cocci. La guérison est quasi complète le 11 avril.

Observation XV

(Van Stockum, de Rotterdam. — Résumée)

Homme de 55 ans, opéré il y a 7 mois d'une hernie inguinale droite, dont la plaie a longtemps suppuré. On s'aperçoit bientôt que la paroi abdominale du malade présente une dureté particulière, vers la cicatrice, sur une étendue de deux paumes de main. On incise. La peau et le tissu conjonctif sont d'aspect normal, mais la couche musculaire est transformée en une masse homogène dure, criant sous le bistouri. L'examen histologique, fait par M. Van Stockum, révèle que le tissu induré est formé par des fibres conjonctives et des faisceaux musculaires dans un état de dégénérescence hyaline. Pas d'actinomycose.

CONCLUSIONS

1° Le phlegmon ligneux est une inflammation chronique des tissus due à des microbes habituellement ou accidentellement pyogènes.

2° Le phlegmon ligneux est plus fréquent chez l'homme que chez la femme et inconnu chez l'enfant.

3° Le phlegmon ligneux peut occuper toutes les parties du corps. Son siège habituel est la région cervicale.

4° La virulence des microorganismes du phlegmon ligneux est fort atténuée.

5° Le phlegmon ligneux évolue de deux façons différentes : ou bien par la formation d'abcès multiples ou par résolution.

6° Le phlegmon ligneux ne retentit pas d'ordinaire sur l'état général.

7° Le phlegmon ligneux est caractérisé par l'extrème lenteur de son évolution.

BIBLIOGRAPHIE

Rognetta D. M. — Du phlegmon large du cou et de son traitement.
— Bulletin général de thérapeutique médicale et chirurgicale, 1833, t. V., p. 271.
Advena. — Zellegewerbeverhaertung des Halses. Med. Itg. Berlin 1842, XI, p. 209.
Uhde. — Brandige Zellgewebs. Verhaertung am Halses. Berlin 1854, VI, 44, 65, 76
E. Chassaignac. — Abcès profonds. Traité pratique de la suppuration et du drainage chirurgical, 1859, t. II, p. 239.
Le Dentu. — Phlegmons chroniques de cause mal déterminée. Dictionnaire de Jaccoud, 1879 (Nouveau dictionnaire de médecine et de chirurgie pratique, t. XXVII, p. 146.)
Reclus. — Des phlegmons ligneux de la région cervicale.
— Gazette des hôpitaux, 1893, LXVII, p. 833-835.
— Sur une nouvelle variété du phlegmon ligneux du cou.
— Médecine moderne, 1893, p. 914.
— Cliniques chirurgicales de la Pitié, 1894, p. 140.
— Phlegmon ligneux du cou.
— Revue de chirurgie 1896, p. 512-541.
Batsère. — Phlegmon ligneux du cou. Thèse de Paris, 1895.
Le Dentu et Delbet. — Phlegmon chronique de Reclus. Traité de chirurgie clinique et opératoire, 1898, t. VI, p. 715.
Orloff. — On chronic cervical phlegmon. Khirurgia, Mosk, 1898, t. IV, p. 232-238.
Koussnetsoff. — On ligneous phlegmon of the neck. Laitop. russk chir, St-Pétersbourg, 1898, III, 547-560.

Lucas-Championnière. — Le phlegmon ligneux. Journal de médecine et de chirurgie pratique, du 10 avril 1902, t. LXXXIII, p. 19.

Van Stockum (Rotterdam). — Sur le phlegmon ligneux. Revue de chirur. 1899, n° 11, p. 562. Congrès Français de chirurgie du 16 au 21 octobre 1899.

Duplay et Reclus. — Traité de chirurgie, t. V.

Marsoo. — Phlegmon ligneux. Thèse de Paris, 1901.

Marion. — Le Phlegmon ligneux du cou. Archives générales de médecine, 27 janvier 1903, II, p. 217-225.

Kouyoumdjian. — Thèse de Paris, 1903.

Lejars. — Chirurgie d'urgence.

Ricard. — Gazette des hôpitaux, 3 février 1904.

Soubeyran et Riche. — Montpellier médical, 30 octobre 1904.

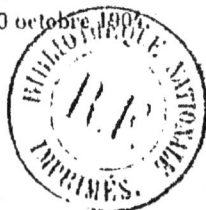

SERMENT

En présence des Maîtres de cette École, de mes chers condis-
ciples, et devant l'effigie d'Hippocrate, je promets et je jure, au
nom de l'Être suprême, d'être fidèle aux lois de l'honneur et de
la probité dans l'exercice de la Médecine. Je donnerai mes soins
gratuits à l'indigent, et n'exigerai jamais un salaire au-dessus
de mon travail. Admis dans l'intérieur des maisons, mes yeux
ne verront pas ce qui s'y passe ; ma langue taira les secrets qui
me seront confiés, et mon état ne servira pas à corrompre les
mœurs ni à favoriser le crime. Respectueux et reconnaissant
envers mes Maîtres, je rendrai à leurs enfants l'instruction que
j'ai reçue de leurs pères.

Que les hommes m'accordent leur estime si je suis fidèle à mes
promesses ! Que je sois couvert d'opprobre et méprisé de mes
confrères si j'y manque !

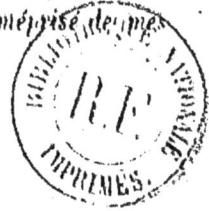

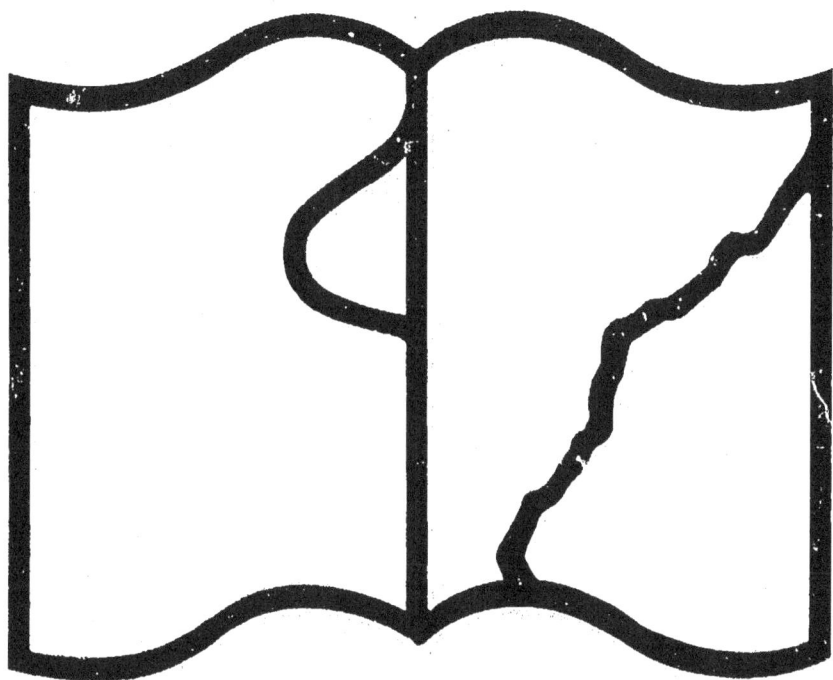

Texte détérioré — reliure défectueuse

NF Z 43-120-11

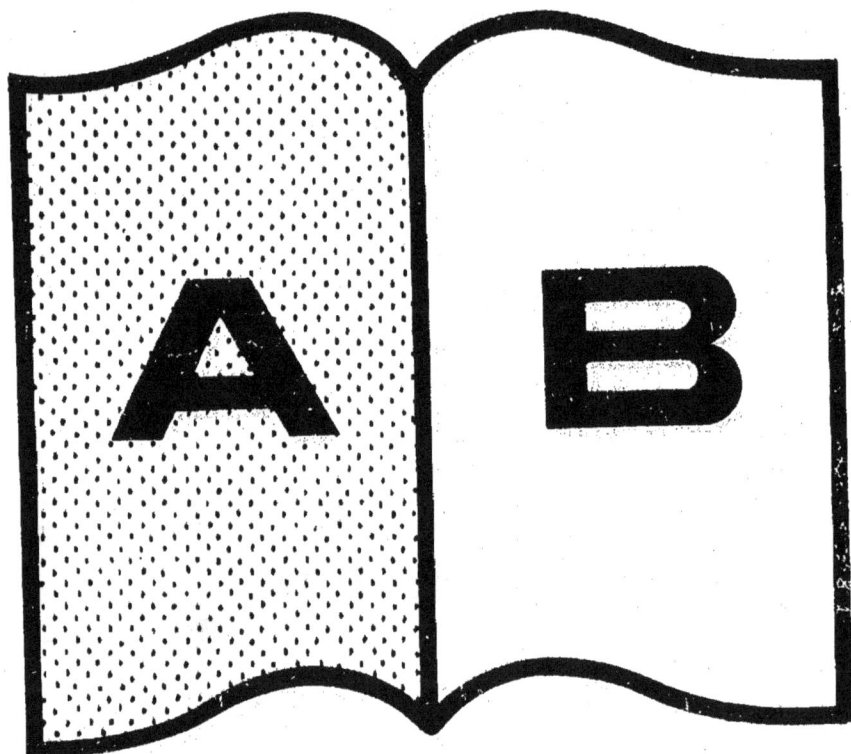

Contraste insuffisant

NF Z 43-120-14

www.ingramcontent.com/pod-product-compliance
Lightning Source LLC
Chambersburg PA
CBHW071407200326
41520CB00014B/3329